AF403579

Pr Pietro MASUCCI

(de Naples)

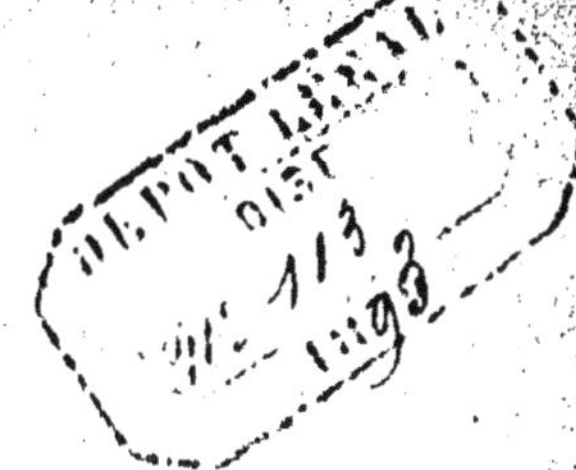

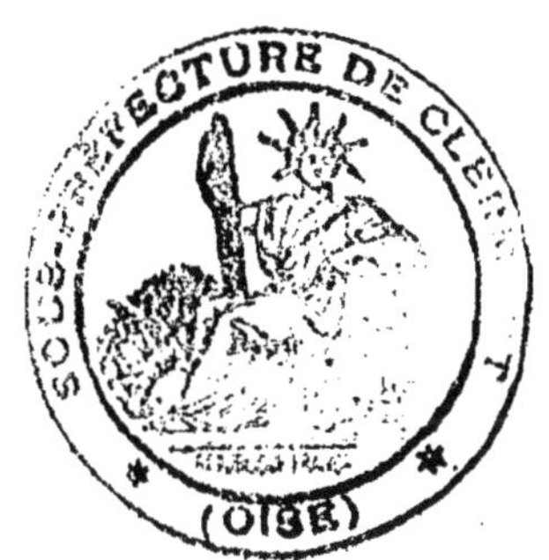

CONTRIBUTION A L'ÉTUDE

DE LA

RHINITE PSEUDO-MEMBRANEUSE

PARIS

Revue intern. de Rhinologie

69, RUE DE L'UNIVERSITÉ

1893

CONTRIBUTION A L'ÉTUDE

DE LA

RHINITE PSEUDO-MEMBRANEUSE

PAR LE

Professeur Pietro MASUCCI

(de Naples)

Les quelques mots que j'ai à dire, concernent une question de principe, et se rapportent à un sujet qui, bien que paraissant ancien et envisagé sous toutes ses faces, n'en présente pas moins, aux yeux des cliniciens, quelques points restant à élucider.

Je veux parler de l'affection désignée sous le nom de *Rhinite pseudo-membraneuse*, dont les auteurs, jusqu'à ces derniers temps, se sont peu préoccupés de rechercher la nature intime. Si je ne me trompe, c'est *Schueller* qui l'a décrite le premier, mais sans dire grand'chose de sa pathogénie. *Henoch*, dans la première édition de son livre, laisse indécise la question de savoir s'il s'agit ou non d'une affection diphthéritique. *Hartmann, Seifert, Moldenhauer*, en décrivant les cas qu'ils ont observés, laissent de côté la question de l'essence intime de la maladie.

Bischofswerder, qui a observé trois cas de *rhinite pseudo-membraneuse*, dans la clinique de *Baginski*, nie qu'il s'agisse d'une inflammation croupale spécifique et regarde la maladie comme une forme de coryza ordinaire, mais très intense. On ne trouve rien non plus de positif sur l'étiologie de cette affection dans les publications de *Porter*, de *Newcomb*, de *Hunt* et de *Scheinmann*.

En Italie, parmi les auteurs ayant, antérieurement à la découverte du *bacille de Loeffler*, décrit des cas de diphtérie primitive du nez, on cite encore le Dr *G. Somma* (1887), qui en a publié deux cas. Mais, je ne puis les prendre ici en considération, parce que, bien que le Dr *de Ritis* ait pratiqué l'examen bactériologique, lequel montra « *de nombreux cocci très petits, sans ordre spécial à l'intérieur de la membrane et sans accompagnement d'autres formes de cocci ou bacilles* », la recherche du bacille diphthéritique n'a pas été faite (et ne pouvait l'être), et les recherches les plus récentes de *Zaufal*, *Moos*, *Netter* et autres bactériologistes contemporains, ont démontré d'une manière évidente, que les cavités nasale et buccale contiennent, à l'état normal, des bactéries de divers genres et même des microbes pathogènes.

Maggiora et *Gradenigo*, grâce aux progrès de la technique bactériologique, ont pu faire, il y a peu de temps, des recherches plus minutieuses et ont découvert le staphylococcus pyogenes aūreus, qu'ils regardent comme le facteur étiologique de l'affection. *Henoch*, dans la séance du 16 nov. 1891, de la *Société médicale de Berlin*, disait, qu'il lui semblait, que dans cette affection, il s'agissait d'une diphtérie à marche prolongée, mais qu'il ne pouvait se prononcer d'une manière définitive, parce que l'examen bactériologique n'avait pas été fait. *Lienen* a publié un mémoire dans lequel il donne les résultats de l'examen bactériologique des membranes fibrineuses. Il affirme avoir trouvé un staphylocoque, qui n'est pas le staphylocoque pyogène ordinaire, mais qui lui ressemble beaucoup. Il croit que la production des membranes est due à la présence de ce staphylocoque, parce que, ayant appliqué sur la pituitaire préalablement cautérisée et non cicatrisée, après la chute de l'eschare, un tampon imbibé d'une culture de ce microbe, il a vu l'exsudat se former.

Dans le premier fascicule des *Archives italiennes de Pédiatrie* et le second fascicule des *Archives italiennes de Laryngologie* de cette année, le Dr *Concetti* a publié deux cas de rhinite fibrineuse, dans lesquels l'examen bactériologique lui a montré la présence du *bacille de Loeffler*. En même temps que lui, *Stamm* faisait en Allemagne la même découverte ; tous deux ont pratiqué des inoculations sur des lapins avec résultat positif, c'est-à-dire qu'il ont reproduit la maladie, et l'autopsie a montré les mêmes lésions que celles constatées après l'inoculation du *bacille de Loeffler* : œdème hémorrhagique de la peau au point d'inoculation, inflammation parenchymateuse du foie et des reins ; chez quelques-uns : myocardite et albuminurie intense.

C'est tout ce j'ai pu trouver dans la littérature sur ce sujet. Je vais maintenant rapporter un cas de *rhinite pseudo-membraneuse* que j'ai observé moi-même.

OBSERV. *Un cas de rhinite pseudo-membraneuse de l'orifice antérieur des deux narines.* —Tout récemment, j'ai eu l'occasion de voir une fillette de 6 ans. Elle venait d'être guérie d'une éruption cutanée aiguë qui, d'après la description de la mère, devait être une scarlatine et fut transmise à deux autres de ses enfants: deux garçons de 8 et 4 ans. Après la convalescence, il survint un coryza et depuis 20 jours, il s'écoulait du nez, un liquide brunâtre, renfermant de petites membranes. A l'examen rhinoscopique, je constatai, dans les deux narines, la présence d'une membrane blanc jaunâtre, se détachant facilement avec la pince, en donnant lieu à une légère hémorrhagie. Il y avait en outre écoulement abondant par les narines d'un liquide muco-purulent. La muqueuse de la gorge présentait une teinte normale. Pas d'engorgement ganglionnaire, pas d'albumine dans l'urine. L'examen des organes thoraciques et abdominaux ne fait rien découvrir d'anormal. Température 37°. Bien que l'enfant ne fût pas isolée, il n'y eut pas de contagion dans la famille.

Pour établir le diagnostic précis, un examen bactériologique était indiqué. Le second jour où je vis la malade, j'enlevai de petites membranes du nez et je priai un collègue, familiarisé avec les recherches bactériologiques, de les examiner, pour voir si elles contenaient le *bacille de Loeffler* ; la réponse fut négative. Sa compétence ne me permettait pas de douter du résultat ; cependant, trois jours plus tard, j'enlevai de nouveaux fragments des fausses membranes et je fis répéter l'examen par un autre bactériologiste ; cette fois encore le résultat fut négatif.

Je me trouvai donc en présence de ce dilemme : ou bien les cas observés par *Concetti* et par *Stamm* étaient d'une tout autre nature que le mien ; ou bien, dans mon cas, la présence du bacille avait échappé aux recherches faites par les deux bactériologistes. Pour éclaircir la chose, . j'avais besoin de nouvelles observations et je visitai dans ce but quelques cliniques étrangères. Dans celle de *Capart,* à Bruxelles, je vis deux cas semblables au mien ; dans l'un, l'examen bactériologique donna un résultat positif, dans l'autre, un résultat négatif. Ce dernier concernait un garçon de 9 ans, chez qui la maladie datait de plus de 2 mois, et le Dr *Cheval* — aide de *Capart* — me fit remarquer que, bien qu'il y eût dans la maison deux frères et deux sœurs du malade, on n'avait pas constaté de contagion. J'ajouterai que le patient ne présentait aucun signe de paralysie. A Francfort, j'interrogeai *Bresgen* à ce sujet. Il me dit avoir observé quelques cas de rhinite pseudo-membraneuse, mais n'avoir pas pratiqué l'examen bactériologique, ajoutant qu'il penchait à regarder l'affection comme de nature inflammatoire. A Berlin, *Flatau* m'affirma avoir observé 3 cas de rhinite pseudo-membraneuse dans lesquels, à l'examen bactériologique, le *bacille de Lœffler* fut trouvé absent. *Meyer*, dans la *Policlinique* de *Baginski*, me dit avoir observé 4 cas de rhinite pseudo-membraneuse chez des enfants de 2 à 4 ans : dans les 4 cas, on fit des recherches bactériologiques, dans 2, le résultat fut positif, dans 2 négatif.

Rosenberg m'a affirmé que, sur 24 cas de rhinite fibrineuse observés dans la clinique de *Fraenkel*, plus de la moitié avaient été l'objet de recherches relativement au *bacille de Loeffler*, sans qu'on l'ait presque jamais rencontré ni dans les fausses membranes, ni dans les essais de culture sur sérum sanguin. Dans un seul cas, le bacille diphthéritique fut trouvé dans des parcelles de membrane portées directement sous le microscope. Dans ce cas, la maladie résultait d'une contagion; un frère avait eu: 8 jours auparavant, une rhinite fibrineuse, mais le traitement avait amené une grande amélioration et on n'avait pas pratiqué l'examen bactériologique. Dans 2 cas, la rhinite fibrineuse était survenue à la suite de la rougeole; dans deux cas, elle était associée à de légers symptômes d'angine sans diphtérie.

Comment expliquer cette divergence des résultats? C'est là la question que je me suis posée à plusieurs reprises. Si je ne me trompe, la réponse n'est pas aussi difficile qu'on pourrait le croire de prime abord.

En présence de savants aussi distingués, je ne ferai que rappeler, dans ses grandes lignes, la longue dispute entre les *unicistes* et les *dualistes* au sujet du croup et de la diphthérie, dispute à laquelle ont participé les plus grands noms de la science, *Virchow*, *Waldeyer*, *Rindfleisch*, pour ne citer que ceux-là, et qui semble aujourd'hui résolue en faveur des *unicistes*. Les caractères cliniques et anatomiques parlent en faveur de l'identité des deux maladies et les recherches les plus récentes ont fait découvrir le *bacille de Loeffler* aussi bien dans la forme dite croupale que dans la forme diphthéritique.

Je n'ai moi-même aucune objection à faire à cette conclusion, et j'admets très bien que le même *virus* qui produit la diphthérie, puisse dans certaines conditions rester localisé pendant un temps plus ou moins long sans donner lieu à des phénomènes d'infection grave. On trouve un exemple d'un tel fait, dans la tuberculose ; parfois le bacille provoque une affection purement locale, d'autres fois il détermine une maladie infectieuse grave, la tuberculose miliaire. Partant de ce principe, et l'appliquant au sujet dont je m'occupe, il m'a semblé que les cas de *Concetti* et de *Stamm*, dans lesquels le bacille a été trouvé dans les fausses membranes, n'étaient ni plus ni moins qu'une diphthérie nasale restée localisée. Mais alors, demanderez-vous, comment désigner mon cas, dont les symptômes cliniques étaient identiques à ceux de ces auteurs ? Je répondrai simplement en faisant remarquer que la querelle entre unicistes et dualistes a fait un peu perdre de vue, dans ces derniers temps, la forme spéciale désignée par *Gottstein* sous le nom de *Laryngite idiopathique pseudo-membraneuse*, forme dans laquelle le caractère infectieux de la laryngite diphthéritique fait défaut. Cette forme, je le répète, bien qu'étudiée expérimentalement, a été un peu négligée dans ces derniers temps et, si je ne me trompe, a été confondue aussi avec le croup.

Weigert a démontré expérimentalement, qu'à l'aide de cautérisations par la potasse caustique et autres moyens analogues, on peut déterminer, sur la muqueuse laryngienne des animaux, une laryngite croupale qui reste localisée. *Heubner*, dans ses expériences sur les lapins, a pu provoquer un croup non infectieux à l'aide de moyens mécaniques faisant obstacle à la circulation sanguine. Je sais aussi que, chez l'homme, on a observé une forme de laryngite croupale à la suite d'influences mécaniques, chimiques et thermiques. C'est ainsi que *Pallone* a vu se développer une laryngite croupale à la suite d'inhalations de vapeurs de chlore ; *Reimer*, chez un individu qui avait avalé de l'acide sulfurique dilué ; d'autres auteurs, sous l'influence de la chaleur produite par les vapeurs de liquides bouillants ; également sous l'action d'une haute température, comme dans le cas de *Bartels*, où une laryngite croupale se développa chez une personne exposée à la chaleur d'un incendie. Je laisse de côté les autres expériences de laboratoire, qui montrent que d'autres stimulus spécifiques peuvent déterminer, sur la muqueuse, une série d'altérations inflammatoires, amenant l'exsudation d'un liquide analogue à la fibrine, par sa coagulation spontanée. Si, aux expériences de savants aussi éminents, il m'est permis d'ajouter un mot, résultat de l'observation, je dirai que certains caractères cliniques de cette laryngite pseudo-membraneuse diffèrent de ceux du croup diphthéritique.

Je pourrais vous citer un assez grand nombre de cas, dans lesquels la forme clinique était celle du véritable croup, mais où la marche prolongée s'accompagnait d'une sténose laryngienne plus ou moins grave, avec absence d'albuminurie et résultat négatif de l'examen bactériologique (quand il a été fait), tout le tableau pathologique se réduisant à une sténose pure et simple. Et quelquefois, tandis que je me préparais à pratiquer l'intubation, la sténose laryngienne disparaissait comme par enchantement, après expulsion des fausses membranes par vomissement ou peut-être par déglutition, après détachement par des accès de toux, et le malade était guéri. J'ajouterai que, dans ces cas, je n'ai jamais observé de signes de contagion quand il n'y a pas eu isolement ou que l'isolement a été mal fait en dépit des prescriptions du médecin.

De quoi s'agissait-il donc dans ces cas ? Certainement pas du croup au sens de diphthérie laryngienne, non plus que de la laryngite striduleuse, car le diagnostic différentiel entre les deux maladies est très facile, la forme clinique, connue de vous tous, étant bien différente.

Il ne s'agissait pas non plus de la laryngite hypoglottique aiguë, c'est-à-dire de cette forme que *Burow* a décrite dans ces derniers temps sous le nom de *chorditis vocalis inferior* et *Ziemssen* sous celui de *laryngite hypoglottique aiguë grave*, car l'examen laryngoscopique que j'ai pratiqué souvent, ne permettait pas d'admettre cette hypothèse ; il s'agissait, à mon avis, d'une laryngite pseudo-membraneuse, c'est-à-dire *de l'inflammation aiguë qui donne lieu à une exsudation fibrineuse sur la surface libre de la muqueuse, dans laquelle le bacille de Loeffler fait défaut et par suite le caractère infectieux.*

Pour me résumer, il me semble que, tout en admettant l'identité du croup et de la diphthérie, il est nécessaire de distinguer une autre forme clinique, laquelle, quel que soit le nom qu'on lui donne, se caractérise en ce qu'elle n'est nullement infectieuse, ni produite par le *bacille de Loeffler*, mais par des agents chimiques, thermiques, etc.

Le nom de laryngite pseudo-membraneuse proposé par *Gottstein* convient très bien, mais on peut, si l'on veut, en choisir un autre ; le nom importe peu, et la question de principe est la seule qui m'occupe.

Ce que j'ai dit pour le larynx, s'applique également aux fosses nasales. La pituitaire peut être atteinte primitivement par le processus diphtéritique ou croupal, et alors l'examen bactériologique montre le *bacille de Loeffler*, comme dans les cas de *Concetti* et de *Stamm*, dans deux cas de la clinique de *Baginski*, dont l'examen bactériologique a été fait au laboratoire du *Kaiser-Kaiserin-Friedrich-Krankenhaus*, et dans l'un des cas de *Cupart*. Mais on devra désigner sous le nom de *rhinite pseudo-membraneuse*, les cas où l'examen bactériologique donne un résultat absolument négatif, comme par exemple ceux de *Flatau*, deux de *Baginski*, ceux de *Fraenkel*, l'un de ceux de *Capart* et le mien.

Je conclus :

1° L'examen bactériologique dans les rhinopathies en discussion, caractérisées par la présence de fausses membranes, est d'une grande importance, non seulement pour en reconnaître la nature intime, mais aussi au point de vue du pronostic.

2° Il est à présumer qu'on doit donner le nom de *rhinite pseudo-membraneuse* à la forme de coryza qui se caractérise par la présence de membranes fibrineuses, dans les fosses nasales, avec absence de fièvre ou à peu près, absence de tuméfaction ganglionnaire, détachement facile des fausses membranes, limitation du processus morbide aux fosses nasales, marche plus ou moins longue, absence de *bacille de Loeffler*.

Au contraire quand, avec la même forme clinique, l'examen bactériologique fait découvrir le *bacille de Loeffler*, on se trouve alors en présence d'un processus infectieux qu'il faut appeler *diph-*

thérie nasale primitive. C'est naturellement en pareil cas, qu'il faut se montrer *beaucoup plus* sévère pour l'isolement du malade et avoir recours à un traitement antiseptique rigoureux.

3° La même distinction, à mon avis, doit être encore faite, quand on se trouve en présence du même processus, soit dans le pharynx ou dans le larynx. Aussi, proposé-je la dénomination de pharyngite ou de laryngite pseudo-membraneuse quand la forme infectieuse fait défaut ou n'est que peu accentuée et que l'examen bactériologique ne permet pas de constater l'existence du *bacille de Klebs-Loeffler*. Au contraire, on appellerait diphthérie du pharynx et du larynx, celle dans laquelle prédominerait la forme infectieuse et où se rencontrerait le bacille de Loeffler.

En définitive et pour éviter la confusion, je propose de supprimer de la pathologie, l'expression anglo-écossaise : *crup,* qui n'indique pas la maladie, mais un symptôme et qui est par conséquent fausse.

Via Santa-Margherita, a Fonzeca, 40.

Clermont (Oise.) — Imprimerie Daix frères, place Saint-André, 3.

PUBLICATIONS DE LA *REVUE*

Lemelletier. — Un cas d'empyème de l'antre d'Highmore gauche, avec sécrétion de pus fétide. Ouverture du sinus, guérison au bout de quarante-cinq jours.

Tymowski. — Du traitement des ulcérations du larynx par la résorcine (avec *3 fig.* en noir dans le texte).

Ziem. — Contribution au traitement des sténoses nasales.

Goris. — Sur quatre opérations pratiquées à l'hôpital du Calvaire (de Bruxelles).

Tymowski. — De l'application de l'électrolyse en laryngologie.

Goris. — Sur trois communications faites à l'Académie de médecine de Belgique (avec *1 fig.* en noir dans le texte).

Coculet (A.) — Note sur deux cas de trachéotomie chez l'enfant par méthode mixte : thermocautère et bistouri.

Flatau (Th. S.). — Pachydermie du larynx avec participation de l'épiglotte (avec *3 fig.* en noir dans le texte).

Felici (J.). — Guérison d'un cas de syphilis labyrinthique bilatérale.

Delstanche (Ch.). — Des injections de vaseline dans la caisse par la voie de la trompe.

Ziem. — La dernière phase de l'éclairage électrique dans le diagnostic de l'empyème maxillaire (avec *3 fig.* en noir dans le texte).

Kafemann. — Rapports du tissu adénoïde de la voûte du pharynx, avec les paresthésies de la gorge et du nez.

Felici (F.). — Du massage vibratoire appliqué à l'oto-rhino-laryngologie.

Peugniez. — Deux cas de trépanation de l'apophyse mastoïde.

Gradenigo (G.). — Vertige et pseudo-angine de poitrine, comme phénomènes réflexes d'origine nasale.

Chaput. — De la résection large du rocher dans le traitement de la carie de cet os (avec *4 fig.* en noir dans le texte).

Chiari (O.). — Vibration des muqueuses des voies aériennes supérieures.

Masucci (Pietro). — Contribution à l'étude de la rhinite pseudo-membraneuse

Maunoury. — Suppuration des cellules mastoïdiennes, douleurs intolérables, trépanation de l'apophyse mastoïde, abcès en contact avec la dure mère. Disparition des douleurs ; quelque temps après, apparition d'un délire de persécution.

REVUE INTERNATIONALE

DE

RHINOLOGIE, OTOLOGIE ET LARYNGOLOGIE

FONDÉE ET PUBLIÉE PAR LE

Docteur Marcel NATIER.

———

La REVUE publie des Notes et Mémoires originaux, exclusivement consacrés — comme l'indique son titre —, aux affections du *Nez*, des *Oreilles* et du *Larynx*, ou des régions immédiatement avoisinantes. Elle relate, aussi rapidement et d'une façon aussi détaillée que possible, les comptes rendus des *Sociétés spéciales*. Enfin, elle donne des analyses très étendues des travaux parus, dans le même ordre d'idées, soit en France, soit à l'Étranger.

Fondée à la fin de 1891, presque dès son début, la REVUE publiait *in extenso et dans un seul numéro extraordinaire, le compte-rendu complet et sténographié* des séances de la réunion annuelle — 1892 — de la Société française de Laryngologie et d'Otologie, accomplissant ainsi un travail qui n'avait jamais été fait auparavant, par aucun journal de médecine français. Les témoignages de bienveillance qu'elle a reçus des lecteurs, dans cette circonstance, lui ont démontré combien sa tentative était heureuse et l'en ont surabondamment récompensée.

———

Imprimée sur format in-8° colombier, la **REVUE** paraît deux fois par mois, et chaque numéro se compose de 12 pages sur 2 colonnes.

———

Le prix de l'abonnement qui part du 1ᵉʳ janvier de chaque année est de

14 fr. pour la France, et 16 fr. pour l'étranger.

———

RÉDACTION ET ADMINISTRATION

PARIS — 69, rue de l'Université, 69 — PARIS.

Clermont (Oise). — Imp. Daix frères.

www.ingramcontent.com/pod-product-compliance
Ingram Content Group UK Ltd.
Pitfield, Milton Keynes, MK11 3LW, UK
UKHW020012130726
13694UKWH00005B/2248